Sitora Ruziyeva

A IMPORTÂNCIA DAS PASTAS PROFILÁCTICAS NA PREVENÇÃO DAS CÁRIES

Sitora Ruziyeva

A IMPORTÂNCIA DAS PASTAS PROFILÁCTICAS NA PREVENÇÃO DAS CÁRIES

ScienciaScripts

Imprint
Any brand names and product names mentioned in this book are subject to trademark, brand or patent protection and are trademarks or registered trademarks of their respective holders. The use of brand names, product names, common names, trade names, product descriptions etc. even without a particular marking in this work is in no way to be construed to mean that such names may be regarded as unrestricted in respect of trademark and brand protection legislation and could thus be used by anyone.

Cover image: www.ingimage.com

This book is a translation from the original published under ISBN 978-3-659-91783-7.

Publisher:
Sciencia Scripts
is a trademark of
Dodo Books Indian Ocean Ltd. and OmniScriptum S.R.L publishing group

120 High Road, East Finchley, London, N2 9ED, United Kingdom
Str. Armeneasca 28/1, office 1, Chisinau MD-2012, Republic of Moldova, Europe
Managing Directors: Ieva Konstantinova, Victoria Ursu
info@omniscriptum.com

Printed at: see last page
ISBN: 978-620-8-58022-3

Instituição principal: Academia Médica de Tashkent

Criador: Departamento de cirurgia maxilofacial e odontologia

ORGANIZADOR:

Ruziyeva S.S. — Assistente do departamento Cirurgia maxilo-facial e medicina dentária

REVISORES:

Boymurodov Sh.A. — TMA, cirurgia maxilofacial e odontologia Professor do departamento, doutor em ciências médicas

Normurodov B.K. — TMA, Cirurgia maxilofacial e dentária professor sénior do departamento, doutorado.

Esta monografia sobre a doença cárie, a cárie continua a aumentar a nível mundial com o aumento da urbanização e a alteração das condições de vida como a prevalência das principais doenças orais. Isto deve-se principalmente ao flúor inadequado (no abastecimento de água e nos produtos de higiene oral, como a pasta de dentes), à disponibilidade e acessibilidade de alimentos ricos em açúcar e à sociedade associada à fraca utilização dos serviços de higiene oral. A introdução de alimentos e bebidas com elevado teor de açúcar, bem como de tabaco e álcool, conduziu a um aumento do consumo de produtos que contribuem para as doenças orais e outras doenças.

A cárie é uma doença multifatorial, pelo que as mesmas abordagens para escolher um método de tratamento não dão resultados altamente eficazes. Por conseguinte, melhorar a prevenção da cárie continua a ser um dos problemas urgentes.

LISTA DE ABREVIATURAS

CA-caries active

CI-caries inactive

V/H-upper jaw

N/H-lower jaw

ODY-Odontoplasty

OKC-occlusion

MJLO-maxillofacial region

DT-decayed teeth

DB-dentinal bonding

SLP-Seat lower partial

SUP-Seat upper partial

ID-mmediate denture

O-occlusal

Porc-porcelain

Dx-Diagnosis

FDP-full dental prosthesis

A relevância da investigação

De acordo com o Relatório Global da OMS sobre o Estado da Saúde Oral (https://www.who.int/publications-detail-redirect/9789240061484) (2022), og As doenças renais afectam cerca de 3,5 mil milhões de pessoas em todo o mundo, a maioria das quais vive em países de rendimento médio. Em todo o mundo, cerca de 2 mil milhões de pessoas sofrem de cáries nos dentes permanentes e 514 milhões de crianças sofrem de cáries nos dentes de leite

A cárie aguda (C.A.) é a patologia menos estudada entre as outras formas de cárie. De acordo com os dados da OMS, a cárie aguda está disseminada na população mundial e atinge em média 10-25%, em algumas regiões da República do Uzbequistão, este valor é de 15% em menores, 8-10 em adultos. atinge %.

As informações acima explicam a importância deste problema e a sua inclusão no programa estatal "Geração Saudável" da República do Uzbequistão.

Existem vários métodos diferentes de tratamento bem sucedido da cárie dentária, que visam afiar a cavidade da cárie e dar uma forma anatómica (restauração) ao dente afiado.

Além disso, ao escolher um método de tratamento, deve prestar atenção às alterações nos tecidos duros dos dentes durante a cárie, que podem ser expressas principalmente pela desmineralização, o que leva ao aparecimento de uma cavidade cariosa.

A natureza das alterações dos tecidos (ponto branco ou pigmentado, presença de cavidade de cárie) determina a escolha do método de tratamento. O tratamento da desmineralização focal sob a forma de pontos brancos é efectuado sem preparação do tecido dentário. A presença de uma cavidade cariosa requer a afiação da cavidade e, em seguida, a sua obturação.

A literatura refere que a cárie ocorre sob a influência de vários factores múltiplos, no contexto da imunidade local e geral. Neste sentido, é desejável desenvolver novos métodos de tratamento e prevenção de várias formas de cárie, que ajudem a reforçar a higiene oral geral e a imunidade.

O objetivo da investigação: prevenir a ocorrência e o desenvolvimento de cáries e restaurar o processo de remineralização utilizando pastas modernas

Tarefas de investigação:

1. Deteção precoce de cáries utilizando métodos de diagnóstico modernos
2. Utilização de pastas preventivas e de remineralização em cáries detectadas numa fase inicial (mancha).
3. Comparação entre o método tradicional (obturação) e as pastas de remineralização modernas no tratamento de cáries

Objeto da investigação: Este estudo foi realizado em 50 pacientes que se candidataram ao Instituto Estatal de Medicina Dentária de Tashkent, ao Departamento de Medicina Dentária Terapêutica e à clínica "Stom-S".

Objeto de investigação: Pastas preventivas e remineralizantes modernas R.O.C.S (Remineralizing Oral Care Systems)

Métodos de investigação: Foram utilizados estudos clínicos e estatísticos para cumprir as tarefas indicadas.

Notícias científicas

De acordo com os resultados de estudos clínicos e de diagnóstico, a eficácia da utilização da pasta de dentes R.O.C.S (Remineralizing Oral Care Systems) foi avaliada em pacientes diagnosticados com cáries. Após o tratamento, o estado do esmalte melhorou.

CAPÍTULO 1. REVISÃO DA LITERATURA

1.1. EPIDEMIOLOGIA DA CÁRIE

Foram efectuados numerosos estudos epidemiológicos sobre a cárie, que permitiram constatar que esta patologia está muito disseminada em todo o mundo. A análise dos dados epidemiológicos sobre a cárie permitiu identificar três tendências principais na propagação desta doença entre as pessoas:

A primeira é o aumento da prevalência e da intensidade da cárie do período anterior para o atual; a segunda é o aumento do número de vítimas com o aumento da idade; a terceira é a diferente distribuição da cárie em diferentes zonas climáticas e geográficas.

A maior intensidade de cáries nos países industrializados ocorreu em meados do século XX. No entanto, nos países industrializados onde a prevenção foi efectuada nos anos 70 do século XX, a intensidade da cárie começou a diminuir significativamente. A cárie tem vindo a diminuir nos países em desenvolvimento desde meados da década de 1980 [21,33,38,69].

A prevalência de cáries dentárias em adultos com idades compreendidas entre os 20 e os 40 anos que vivem em Nova Deli, na Índia, é de 82,4%, o que é inferior ao relatado pela OMS (94%). Os resultados são superiores aos de estudos efectuados em Nagnur (98,6%) e Singapura (57,5%)[89,114]. As diferenças nas taxas de prevalência estão associadas a diferentes estereótipos higiénicos da população, ao consumo de tabaco e à predominância da população feminina no estudo.

Em resultado dos exames dentários públicos efectuados em adultos na Hungria, verificou-se que a intensidade do número de cáries na população com idades compreendidas entre os 20 e os 40 anos é de 5,5 + 4,9 e o índice KPU é de 18,4 + 8,89 [107,110].

De acordo com o Gabinete Regional Europeu da OMS (2004, na área da medicina dentária), até 2024, a percentagem de dentição completa entre a população com idades compreendidas entre os 20 e os 40 anos não excederá 1%, 90% das pessoas terão 20 ou mais dentes naturais. Foi determinado que o número médio de KPU não deve exceder 10, pelo que o número de dentes extraídos devido a cáries não deve exceder 4 [61,106].

De acordo com os dados do Banco Mundial da OMS sobre a intensidade da cárie dentária entre adultos com idades compreendidas entre os 20 e os 40 anos, o nível de KPU varia entre 5,4 (Cazaquistão) e 22,3 (Suíça).
De acordo com os dados deste estudo, a intensidade média de cáries no Uzbequistão é indicada por KPU-9.9.
Num futuro próximo, espera-se que as medidas de tratamento da cárie sejam combinadas com métodos preventivos de combate à doença. No entanto, embora a incidência da cárie dentária continue a diminuir, nunca poderá ser eliminada. A razão é que há sempre pessoas propensas à cárie e em risco de a contrair. Estes factores ainda não foram totalmente tidos em conta.
Prevê-se que a incidência de cáries dentárias aumente nos países da CEI. A razão é que as medidas preventivas testadas e comprovadas ainda não foram totalmente implementadas nestes países. A sua utilização generalizada a nível comunitário pode exigir a utilização de novas tecnologias.
É impossível planear o desenvolvimento dos cuidados dentários para a população sem analisar os dados epidemiológicos. Esta análise incide sobre a evolução das necessidades da população em matéria de centros dentários. A determinação destas necessidades é uma das tarefas mais importantes e pode ser utilizada para gerir eficazmente o mercado dos serviços dentários.
De acordo com B.V. Borovsky [25,100,120,121]. Na Federação Russa, na idade de 20-40 anos, o número de dentes cariados e obturados na estrutura

da KPU é 5, e o número de dentes extraídos é 8,5, ou seja, os dentes extraídos prevalecem sobre os dentes tratados. Ao analisar as complicações, verificou-se que 7 dos 13 dentes nesta faixa etária tinham complicações de cárie.

Como resultado da investigação epidemiológica, verificou-se que a prevalência de cáries entre a população de Ramenskoye é de 100,0% com uma intensidade de 12,4+0,17 dentes. Ao mesmo tempo, de acordo com a KPU, 22,9% dos dentes necessitam de tratamento de cáries, as suas complicações - 6,1%, e a remoção - 3,1% [6,7,64].

A prevalência de cáries na população do distrito de Mitino, em Moscovo, atinge os 10%, a KPU mostra que prevalecem os dentes obturados (42,4%); o número de dentes extraídos atinge os 36,6%; 11,5% dos dentes que precisam de ser tratados devido a cáries, 6,1% dos dentes com complicações de cáries, 3,4% dos dentes que precisam de ser removidos devido a complicações de cáries.

A estrutura desfavorável da KPU indica que as necessidades de todos os tipos de cuidados dentários dos examinados não são satisfeitas e que existem graves lacunas na sua prestação [57,60]. O mesmo autor sugere a melhoria do trabalho de tratamento e prevenção, o aumento da responsabilidade dos médicos pelo resultado final do seu trabalho, a versão urgente dos documentos médicos e a introdução de um sistema informático para registar o trabalho realizado [35,63,98].

A população rural e urbana da República de Bashkortostan é caracterizada por uma elevada prevalência e intensidade de cáries - 18,7 +_2,8 e 13,8 +_ 2,7 dentes, por sua vez, a percentagem de dentes extraídos prevalece (32,5%, respetivamente e 52,9%)[25,44,103].

A cárie dentária na população da cidade de Tula e da região de Tula é caracterizada por elevadas taxas de prevalência (89,4 +-3,49) e pela percentagem de pessoas com elevada intensidade de cárie dentária (28,9%).

De acordo com a KPU, a percentagem de dentes não tratados e extraídos é de 31,4+-3,80% [43,52,65].

A cárie e as suas complicações têm a maior parte da morbilidade em termos de percentagem de candidatos - 96,3%; as doenças dos tecidos periodontais - 3,4% e as doenças da mucosa oral e outras doenças - 0,3%. 94,8% dos residentes de Moscovo necessitam de higiene oral e 31,0% são higienizados [2,75,87,110].

A elevada incidência de cáries entre a população do distrito de Kurchalayevsky da República da Chechénia é o resultado de poucos cuidados dentários, da falta de pessoal e do reduzido apoio material e técnico dos serviços dentários. 6,2+-1,0 tratamento dentário necessário e 1,7+-0,1 tratamento endodôntico necessário para cada paciente adulto, 60,0% e 28,0% necessitando de tratamento endodôntico e extração, respetivamente, é [15,28,62,72,94].

Assim, na análise da qualidade dos cuidados médicos e na avaliação da sua eficácia, a realização de um inquérito epidemiológico à população é de grande importância[94,100].

Ao analisar as doenças dentárias, deve ter-se em conta que as condições naturais, climáticas, sociais e outras de uma determinada região afectam o desenvolvimento e a formação da população local e, naturalmente, afectam significativamente a força e o carácter das principais condições patogénicas na ocorrência de doenças dentárias. pode mudar. [58,67].

A necessidade de realizar um exame epidemiológico dentário da população é uma condição necessária para a seleção cientificamente fundamentada dos instrumentos e métodos disponíveis para a prevenção e tratamento das doenças dentárias, o que, por sua vez, permite otimizar o processo de distribuição do pessoal nas doenças, bem como nos cuidados de saúde práticos [67,111,112].

A falta de informações generalizadas sobre a prevalência e a intensidade da cárie na República do Uzbequistão até à data torna difícil determinar a população para o seu tratamento, e o aumento da prevalência e da intensidade da cárie indica a baixa qualidade do seu tratamento

1.2. ASPECTOS MODERNOS DA ETIOPATOGÉNESE E DO DIAGNÓSTICO DA CÁRIE

A cárie dentária é uma das doenças dentárias mais comuns e, apesar dos progressos significativos no estudo da sua ocorrência e desenvolvimento, continua a ser um problema grave em medicina dentária [17,74,84,127].

O processo patológico da cárie manifesta-se após a erupção dos dentes, é representado pela desmineralização do esmalte e pelo amolecimento dos tecidos duros do dente, seguido do aparecimento de uma cavidade.

Foram apresentadas várias teorias para explicar a etiologia e a patogénese da cárie. A maioria dos autores adere à etiologia microbiana da cárie, que é efectuada através do mecanismo de formação da placa bacteriana no dente [9,18,49,96].

Atualmente, a cárie dentária é considerada uma doença multifatorial - um processo que ocorre no ponto de contacto entre a superfície do dente e a placa bacteriana e é controlado pela atividade metabólica das bactérias da placa bacteriana.

O desenvolvimento da cárie depende em grande parte da resistência não específica do corpo, e este ponto de vista está a ficar mais forte. Como resultado da multiplicação na cavidade oral dos mutantes, a superfície do dente é reforçada sob a forma de uma placa macia, e a composição da saliva e o estado dos tecidos duros dos dentes afectam o desenvolvimento da cárie. A este respeito, no atual nível de conhecimento sobre a etiologia da cárie, o modelo bacteriano do aparecimento e desenvolvimento desta patologia deve ser considerado juntamente com as reacções individuais, gerais e específicas do corpo humano e outros factores ambientais [26,29, 77,91].

Atualmente, de acordo com a teoria relacionada com a ocorrência da cárie dentária, ocorrem alterações locais do pH na superfície do dente sob a placa bacteriana, e o processo de cárie continua lentamente, a atividade enzimática das bactérias da placa bacteriana leva à formação de ácidos orgânicos. leva a uma diminuição local do pH e inicia-se o processo de desmineralização (processo reversível), depois as ligações microscópicas são quebradas e surgem fissuras ao longo do prisma do esmalte, acabando por se formar uma cavidade [4 ,66].

No entanto, o ácido produzido pelos microrganismos pode não causar cáries em todos os casos. A resistência natural dos dentes e a força da dentina, as substâncias naturais da saliva asseguram uma neutralização suficiente dos ácidos e o desenvolvimento de cáries não ocorre.

A acumulação descompensada de radicais livres desempenha um papel nos mecanismos de desenvolvimento da cárie no contexto da inibição da função de defesa antioxidante no corpo e na cavidade oral. Um dos mecanismos de descompensação da oxidação dos radicais livres é a ativação da peroxidação lipídica. Na cárie, a atividade do "stress oxidativo" é elevada. Foram identificadas alterações no fluido oral em doentes com uma forma descompensada de cárie; uma diminuição do pH, da taxa de secreção, da fosfatase alcalina, da amilase, da sIgA, da lisozima, dos indicadores da homeostase mineral, o que leva a um aumento da cariogenicidade da placa dentária, a uma diminuição da resistência do esmalte e ao desenvolvimento de cáries [5,37,50, 79].

A descodificação dos factores de risco da cárie requer a identificação de factores sociais e higiénicos, doenças crónicas, factores médicos e biológicos, deficiência de micronutrientes e aumento da concentração de substâncias tóxicas [1,13,50,76].

O tratamento das cáries é efectuado por via cirúrgica. Envolve o preenchimento dos tecidos danificados com materiais de preenchimento. No entanto, o tecido necrótico recidiva frequentemente devido a uma remoção incompleta, o que acaba por levar à perda do dente. No passado, os métodos de tratamento invasivos eram dominantes na medicina dentária.

Atualmente, a importância das intervenções terapêuticas destinadas a manter os dentes e os tecidos periodontais saudáveis tem aumentado. Nos últimos anos, ocorreram mudanças significativas na medicina dentária. Trata-se de técnicas de restauração (métodos de restauração), novos materiais de enchimento, ferramentas e métodos de tratamento radicalmente novos.

Em relação ao que precede, a qualificação do médico, ou seja, o diagnóstico e o tratamento corretos da doença, é particularmente importante para evitar possíveis erros [59,81,82,105].

Na prática da medicina dentária terapêutica, foram identificadas deficiências no exame e planeamento do tratamento de muitas cáries, o que contribui para o desenvolvimento de doenças gnatológicas [46,47].

São colocadas grandes exigências à qualidade do tratamento dentário. O aparecimento de novas tecnologias, materiais e métodos permite aumentar a eficácia do tratamento das cáries e aumentar a vida útil das obturações [47].

Atualmente, o tratamento das cavidades cariosas dos dentes consiste em afiar os tecidos patologicamente alterados e eliminar o defeito com um material de enchimento.

Sabe-se que vários factores afectam a qualidade das obturações: a resistência dos dentes à cárie, a condição do sistema da cavidade oral, a presença e a gravidade das doenças periodontais, o tamanho e a classe da cavidade da cárie, a vitalidade da polpa, o tipo de obturação e o período após a restauração [47,54,95] .

Os principais factores que afectam a qualidade das obturações a longo prazo são a adesão estrita à tecnologia: no grupo de controlo, 51,8% das obturações feitas de materiais compósitos receberam uma classificação insatisfatória, enquanto que no grupo de estudo, todas as obturações foram aplicadas por um médico, esta classificação foi encontrada em 12,9% das obturações [77,78,86,93].

É necessário ter em conta os factores naturais e climáticos quando se organizam os cuidados dentários e se implementa um conjunto de medidas preventivas [62,67,119,124].

Está provado que o processo patológico periodontal estimula os factores que predizem a ocorrência de cárie, aumenta o nível de suscetibilidade à cárie e agrava o curso do processo de cárie [19,76,108].

As medidas preventivas pessoais devem ser levadas a cabo tendo em conta o registo da patologia somática geral do paciente, os resultados do estudo da homeostase mineral, a acidez do fluido oral e a condição dos tecidos periodontais. Utilizando os métodos de prevenção patogénica da cárie, o aumento da eficácia terapêutica e preventiva aumenta a vida útil das obturações em 7,3 vezes em 92% dos casos [1,19].

Melhorar a qualidade dos cuidados dentários nas condições modernas está a tornar-se não só um problema médico, mas também social e económico, uma vez que 40% das intervenções repetidas consistem na restauração ou substituição de obturações defeituosas, o que consome um terço do tempo de trabalho do dentista [14,73,193].

Ao mesmo tempo, muitos autores afirmam que o tratamento da cárie não consiste apenas na obturação da cavidade, mas também em influenciar a causa da sua ocorrência, na implementação de manipulações e recomendações destinadas a eliminar os factores que provocam o processo de desmineralização [48]. ,76,88,99,100].

Foi determinado que a razão para a baixa qualidade do tratamento se deve a um diagnóstico insuficiente, à falta total ou insuficiente de determinadas manipulações durante o tratamento[19,32,42,44].

58,1% dos pacientes que procuram cuidados dentários nas clínicas de Makhachkala e Kaspiysk são mulheres e 41,9% são homens. homens, o grupo etário é dominante (20-49 anos). A pulpite - 30,8%, os defeitos de obturação - 26,5%, e a cárie média - 23,4% ocupam o primeiro lugar na lista de motivos de visita dos pacientes. O tempo médio para o aparecimento de complicações após o tratamento é de 2-3 anos [14].

Estudos clínicos demonstraram que a qualidade geral das obturações está diretamente relacionada com os indicadores de higiene oral, KPU, escovas de dentes e pastas dentífricas utilizadas (P<0,005). A maior correlação foi estabelecida entre a qualidade da superfície de preenchimento e o índice de higiene oral r = 0,672; índice de higiene oral e índice KPU r = 0,692; índice de superfície de preenchimento e tipo de pasta dentífrica r = 0,294 [19,122].

Ao restaurar dentes com compósitos, os dentistas devem ter em conta a higiene oral e praticar a higiene profissional [19,97,116].

Foi confirmado que os processos inflamatórios podem ocorrer na região maxilofacial como resultado da baixa qualidade do tratamento endodôntico e das complicações da cárie. O tratamento incompleto dos canais radiculares devido à incompletude do diagnóstico e do âmbito do diagnóstico é de 16,3%. Em alguns casos, a cárie complicada é a causa de processos inflamatórios na área maxilofacial, o que está relacionado com a baixa qualidade do tratamento (74,8%) [65].

B.V. Borovoy (2001) afirmou que a razão para a má qualidade do tratamento da cárie é, por sua vez, a baixa eficácia do tratamento e da prevenção da cárie, em que o método de tratamento se centra principalmente na preparação e no enchimento da cavidade da cárie, a principal razão são os microrganismos - quase nenhum não tem qualquer efeito, e a segunda razão é a má qualidade do enchimento.

1.3. MÉTODOS MODERNOS DE TRATAMENTO E PREVENÇÃO DA CÁRIE DENTÁRIA.

A prestação de cuidados médicos de elevada qualidade e em tempo útil é um dos requisitos mais importantes da medicina.

As novas condições sócio-económicas dos cuidados dentários na última década não conduziram a um aumento da qualidade deste tipo de serviço. A resolução dos importantes problemas de melhoria dos cuidados dentários prestados à população não pode ser aceite sem uma análise e síntese da experiência prática.

Muitos estudos realizados por cientistas na CEI e no estrangeiro são dedicados à análise dos factores que afectam a qualidade do tratamento da cárie e os resultados do tratamento.

Os cuidados dentários são um dos tipos de cuidados mais comuns, uma vez que a cárie dentária afecta toda a população e a doença periodontal é registada em 80-90% da população com 20 ou mais dias de idade [4,66,117].

A escala crescente dos custos dos cuidados médicos cria a necessidade de avaliar objetivamente os recursos em condições limitadas.

A direção mais importante a este respeito é determinar a eficácia das medidas de tratamento e prevenção no domínio da saúde dentária [27,49,55].

Encontrar novas formas de organizar os cuidados dentários para adultos, desenvolver os cuidados médicos, a atenção do público está centrada na identificação das consequências evitáveis das doenças dentárias, que causam o máximo de danos socioeconómicos e afectam negativamente a qualidade de vida da população. e, ao mesmo tempo, permite concentrar-se nas causas que podem ser prevenidas ao nível atual. A implementação destas abordagens requer a integração dos serviços de medicina dentária com as instituições da rede médica geral, com base no desenvolvimento de um modelo organizacional holístico orientado, de natureza multifuncional e baseado na satisfação das necessidades dentárias dos diferentes grupos etários da população.

A organização de um modelo integrado de cuidados dentários para a população baseia-se em:

1) Análise da legislação e do quadro regulamentar em matéria de cuidados de saúde

2) Avaliação especializada de médicos sobre a prevenção de doenças orais

3) realizar um inquérito sociológico junto dos doentes sobre a importância das medidas de higiene sanitária.

4) análise dos pontos fortes e fracos das instituições dentárias;

análise das carências e oportunidades na organização dos cuidados dentários;

5) auditoria médica que reflecte a análise das doenças dentárias, o equipamento tecnológico das instituições e a estrutura de qualidade dos prestadores de serviços dentários [61,108,126].

De acordo com a análise da comissão e da perícia forense complexa, as investigações realizadas sobre as consequências negativas do tratamento da cárie dentária e das suas complicações numa clínica de medicina dentária terapêutica mostraram que a causa dos processos civis dos doentes em 25% dos casos eram erros de diagnóstico e em 35% dos casos, erros de tratamento e tácticos. Foi enfatizada a necessidade de examinar os pacientes com a participação de especialistas de renome nesta área durante um exame forense abrangente de queixas sobre a prestação de cuidados dentários de baixa qualidade [8,31,40,44,73,101].

Com base em dados clínicos, pode dizer-se que, entre as várias causas do desenvolvimento de processos patológicos no campo da sinusite maxilar e do canal mandibular, o lugar principal é ocupado por erros médicos cometidos na clínica de cuidados dentários. Os erros técnicos dos dentistas durante o tratamento endodôntico levam ao desenvolvimento de inflamação e complicações neurogénicas em 10% dos casos[34,39,41].

O tratamento das cáries não consiste apenas em obturações, mas também em afetar as causas da sua ocorrência.

Ao estudar a frequência das manipulações e recomendações que determinam o processo de desmineralização no tratamento da cárie de acordo com o protocolo para o tratamento de pacientes com "cárie dentária" na Federação Russa, apenas 17,7% dos médicos cumprem os requisitos do Protocolo para obturações. Verificou-se que a cavidade oral foi insuficientemente examinada: o índice KPU foi encontrado em 9,8%; enchimento - em 54,4%; índice de higiene - 14,9%; estudo da higiene - foram cometidos erros em 8,1%. Não foram dadas recomendações dietéticas, a higiene profissional foi efectuada apenas em 16,7% dos casos e apenas em 1,9% dos casos foi indicado o período de reexame. O diagnóstico de cárie corresponde ao KPU-10 em 47,5% dos casos [24,42,70,71,77].

A falta de tratamento etiológico afecta não só o aparecimento de novas lesões, mas também a qualidade do tratamento. De acordo com os inquéritos, apenas 13% dos médicos tratam e os restantes 87% limitam-se a obturação do dente sem afetar a causa. Se a causa que provoca a cárie não for eliminada e as condições da cavidade oral não se alterarem, a cárie desenvolver-se-á.

No exame de 980 doentes, verificou-se o seguinte:

1 ano após o tratamento, 10% dos pacientes regressaram para tratamento de cáries; após 2 anos - 30% e após 3 anos - mais de 70% [20,25].

Os resultados são independentes do material de enchimento. Este facto mostra a importância das qualificações dos médicos. Na idade de 20-40 anos, as complicações de cárie atingem 4,5-5 por residente. Isto deve-se ao grande número de dentes extraídos e à elevada necessidade de tratamento dos doentes da cavidade oral.

Uma análise detalhada da qualidade do tratamento terapêutico mostrou que 7-7,5% dos médicos utilizam localizadores apicais no seu trabalho, 2% conhecem e utilizam dados da tabela média sobre o comprimento da raiz; 43,8% utilizam instrumentos de silicone para determinar o comprimento do canal radicular; 1,6% dos dentistas utilizam uma régua para determinar o comprimento de trabalho dos canais radiculares.

Foram encontradas diferenças significativas nas opiniões sobre a correção da obturação dos canais radiculares: 48,9% dos médicos indicaram a necessidade de obturação do "ápice"; 45,5% do ápice e 5,6% do pico fisiológico.

A utilização frequente de métodos de tratamento incorrectos leva a uma diminuição da qualidade do tratamento endodôntico. Ao mesmo tempo, o exame radiográfico após o tratamento endodôntico da Kopinsha é negligenciado em 45,5% a 78,9% dos casos.

Muitos autores consideram que as razões para a baixa qualidade do tratamento são as seguintes:

* Falta de normas de tratamento.
* Baixa qualificação profissional dos médicos [14].

Ao analisar os factores que afectam a diminuição da eficiência dos cuidados dentários, 44,9% dos médicos afirmaram que a "situação socioeconómica geral" e a deterioração da condição da população, 36,4% afirmaram que os baixos salários, o fornecimento insuficiente de medicamentos e equipamento, 34,6% afirmaram que o financiamento era insuficiente; 28,0% - carga de trabalho pesada, falta de incentivos materiais - 26,2%; disposição legal insuficiente da atividade médica - 23,4% [44,120,126].

Ao avaliar a qualidade do processo de diagnóstico e tratamento, com base nos dados médicos do paciente dentário (formulário n.º 043/y), a avaliação dos serviços dentários deve ser avaliada como insatisfatória. Em 82% da anamnese, não há descrição das queixas do paciente; em 93% - doenças prévias e concomitantes; em 97% - desenvolvimento de uma doença real; 100% - dados clínicos; em 59% - fórmula dentária; em 69% - mordida; em 85% - dados de estudos radiográficos; em 76% - utilização de índices de diagnóstico e funcionais; 100% - exame e plano de tratamento; em 32% - registos do processo de tratamento ; em 35% - o diagnóstico não corresponde aos dados objectivos descritos; 83% não tinham consultas registadas.

A baixa qualidade dos serviços dentários prestados à população em relação à cárie e às suas complicações (em 99% das cavidades cariosas preenchidas e em 67,9% das cavidades preenchidas em canais radiculares com defeitos de tratamento) permite esperar um maior aumento do número de conflitos entre pacientes e dentistas [20,21].

Os médicos prestavam especial atenção à restauração de defeitos nos tecidos duros. O tratamento das doenças periodontais, da mucosa oral e das patologias somáticas não foi tido em conta como fator de risco que afecta a qualidade do tratamento.

No trabalho dos médicos, mudar o enfoque da prevenção com base na introdução e redução dos factores de risco para as doenças orais não é, na sua opinião, um indicador de eficácia [61,108,115].

Como resultado do exame médico, verificou-se que os principais factores que influenciam a disponibilidade e a qualidade dos cuidados dentários para a população se concentram em três áreas problemáticas de natureza médico-organizacional, tecnológica e de informação. O desenvolvimento de medidas para os corrigir ou eliminar foi utilizado no desenvolvimento de um modelo integrado de cuidados dentários. O modelo centra-se na interação das clínicas dentária e somática geral e na criação de um ambiente dentário que preserve a saúde, influenciando a prevenção primária e os factores de risco das doenças orais.

Durante a implementação do modelo, houve uma mudança significativa nos cuidados dentários primários. As suas caraterísticas distintivas foram a obtenção e implementação de indicadores de objectivos baseados na implementação de medidas orientadas para o combate às doenças orais na população, utilizando métodos de prevenção primária e secundária[61 ,66].

As questões do controlo da qualidade dos cuidados dentários estão sempre no centro dos cuidados de saúde. A melhoria da qualidade dos cuidados de saúde é possível quando os profissionais de saúde aceitam essa responsabilidade e quando são desenvolvidos indicadores que permitem avaliar a qualidade dos resultados.

No entanto, as abordagens à avaliação da qualidade variam consoante o país:

*Formação de médicos, medição dos resultados dos tratamentos;

*O isolamento organizacional da garantia da qualidade está a diminuir e estão a ser feitos mais esforços para a integrar na prática diária a todos os níveis da organização de cuidados de saúde [26].

Está em curso a normalização do controlo da qualidade do tratamento da cárie dentária:

Introdução de normas de serviço médico na prática médica;

Controlo de qualidade rápido e eficaz dos serviços médicos.

Com base na análise de documentos médicos, verificou-se que o volume de intervenções terapêuticas de diagnóstico em dentes diagnosticados com pulpite está subestimado em 6 vezes, e a periodontite apical crónica em 12 vezes, o que levou a complicações e consequências desfavoráveis em 60,3+-3,45% dos casos [55].

A qualidade do tratamento da cárie está diretamente relacionada com o problema das complicações endodônticas no tratamento de formas complexas de cárie.

Inadequações do tratamento endodôntico em 58,7% dos casos, incluindo obturação incompleta do canal radicular - em 51,2%; falha da restauração coronal - 31,16%; fuga da obturação para fora do orifício apical - 22,9%; não identificação de canais adicionais - 17,7%.

Como referido, a otimização do tratamento endodôntico consiste na padronização das abordagens metodológicas do tratamento endodôntico e na conformidade do tratamento com a condição clínica[55,75].

Na região de Kemerovo, como parte do sistema de gestão da prestação de cuidados dentários à população, foram desenvolvidos mecanismos de acreditação das organizações dentárias e de certificação dos seus serviços, que ajudam a reduzir a morbilidade, a melhorar a qualidade e a disponibilidade dos cuidados dentários. A acreditação e a certificação no domínio da medicina dentária fornecem uma avaliação completa e fiável das actividades das instituições dentárias, determinam os factores que afectam a qualidade dos cuidados dentários e estabelecem requisitos profissionais, cujo cumprimento garante essas qualidades [72].

Os resultados de estudos especiais mostram que são utilizadas diferentes tecnologias no tratamento das mesmas doenças dentárias em diferentes organizações dentárias, pelo que, para avaliar o volume e a qualidade dos serviços terapêuticos de determinadas organizações dentárias, tendo em conta as suas capacidades materiais e técnicas, equipamentos, não só serviços, mas também trabalho, é necessário classificar os tipos e as suas tecnologias de implementação. Para o efeito, ao criar uma classificação para a "Classificação dos serviços, obras e tecnologias para a prestação de cuidados ambulatórios por tipo de atividade de especialidade - Medicina Dentária Terapêutica" com base na Classificação Internacional das Doenças Dentárias baseada na ICC-10 3ª edição. (Genebra: Organização Mundial de Saúde, 1997.248 b). Este quadro regulamentar tem aplicações práticas para a organização e a melhoria da qualidade dos cuidados dentários terapêuticos [71,112].

O modelo funcional-organizacional do mecanismo de controlo da qualidade dos serviços dentários baseado no princípio da independência e no cumprimento do algoritmo de avaliação da qualidade proposto (avaliação da condição objetiva do paciente, estudo dos documentos médicos, comparação dos dados recebidos), as garantias dos resultados dos serviços dentários na organização dentária e a vida útil do serviço de acordo com as normas e regulamentos sobre ", que são examinados pela comissão de dentistas, permitem aumentar o nível de objetividade da avaliação pericial da qualidade dos serviços dentários. O mecanismo de peritagem independente criado e testado na região de Nizhny Novgorod (ANO "TNEKMU") permitiu resolver o conflito entre pacientes e dentistas em 95,7% dos casos antes do tribunal, e em 100% a nível do tribunal. [35,66,79,80].

A resolução dos problemas de melhoria dos cuidados dentários não pode ser bem sucedida sem a generalização da análise científica e da experiência prática sobre a reconstrução deste tipo de cuidados nas condições de uma determinada região, cidade, distrito [56,78,99].

A evolução das condições económicas, as novas formas e métodos de trabalho dos serviços dentários exigem investigação. Assim, com base num estudo comparativo dos cuidados dentários prestados e necessários nas cidades de Lyubna e Moscovo, verificou-se que o nível de oferta de pessoal médico à população de Lyubna é superior ao de Moscovo. 10.000 habitantes). Devido a uma organização mais eficiente das consultas dentárias, a população de Lyubna tem 3 vezes menos doenças do que dentes não tratados (10,04% e 36,95%, respetivamente, ou K = 0,97 e 4,1 em valores absolutos) e a percentagem de dentes obturados mais de 2 vezes (34,76 e 19,03%, respetivamente) ou P = 3,50 e 2,92 em unidades absolutas).

Uma necessidade tão elevada de cuidados dentários entre a população idosa de Moscovo só pode ser eliminada aumentando a intensidade do trabalho [53].

A tarefa dos organizadores de saúde consiste em encontrar o equilíbrio ideal entre o pessoal médico, bem como em aumentar o volume e a qualidade dos cuidados dentários e a eficiência do trabalho.

A incidência de cáries dentárias na população adulta de Grozny é de 100%. Uma análise sistemática da gestão da organização e do desenvolvimento do serviço dentário permitiu desenvolver medidas para a utilização óptima do pessoal médico, do equipamento de diagnóstico e tratamento e dos recursos financeiros com base na análise do contingente. A introdução da avaliação por peritos da qualidade dos serviços e do seu controlo melhorou significativamente os indicadores qualitativos e quantitativos dos serviços dentários: o número de obturações colocadas aumentou 1,75 vezes; o número de dentes com pulpite aumentou 26,40% durante uma visita; o tratamento da periodontite - 35,7%; a prevenção da cárie - 2,5 vezes; o número de erros médicos no tratamento da cárie diminuiu 1,7-2,5%; o número de erros nas articulações diminuiu 15,0% [35].

Na cidade de Chelyabinsk, foram determinadas as principais áreas de melhoria dos cuidados dentários em ambulatório para os estudantes, incluindo o desenvolvimento e a introdução de novas tecnologias de trabalho preventivo e a organização de gabinetes dentários nos consultórios dos médicos de clínica geral [52].

Com base numa análise global da situação epidemiológica, as tendências negativas no domínio da medicina dentária no Tajiquistão foram significativamente eliminadas, a introdução de actividades organizacionais e jurídicas no serviço dentário da república assegurou a criação de um novo mecanismo de financiamento, o cálculo operacional da procura e da oferta [4, 13].

A fim de aumentar a conveniência e a qualidade dos cuidados dentários, foi proposto alargar significativamente o âmbito e os tipos de cuidados dentários aos residentes rurais com base nas organizações da cidade. A sua implementação permitiu aumentar o número de obturações por médico em 65,7%; o número de reabilitações - em 35,3 por cento; rácio de cáries para pulpite e periodontite - em 10,5%; Verificou-se que os dentes tratados aumentaram 7,3% em comparação com os extraídos [25,128].

O índice de eficiência do tratamento dentário recomendado permite monitorizar a eficácia dos cuidados dentários em vários períodos após o tratamento das doenças, incluindo a longo prazo, e permite melhorar a sua qualidade e fazer ajustes individuais aos cuidados prestados para efeitos de prevenção secundária [14].

O regime de viabilidade económica do serviço dentário assegura a necessidade de cumprir os requisitos absolutos para a organização do trabalho das instituições médicas e as acções profissionais dos seus funcionários destinadas a manter as garantias de qualidade. Para este efeito, de acordo com o registo dos serviços médicos no âmbito do programa de seguro de saúde obrigatório, foram desenvolvidos indicadores multiplicadores que reflectem os tipos, a estrutura e o volume dos cuidados dentários prestados durante o saneamento da cavidade oral da população adulta de Moscovo. Os indicadores multiplicadores indicam a baixa eficiência da reabilitação médica da população adulta. A perda económica evitada em cuidados dentários gerais de alta qualidade é de 1.325.931,91 rublos por 1000 pacientes[55,87].

Com o objetivo de melhorar a qualidade do tratamento das cáries, os sistemas informáticos de informação são amplamente introduzidos no processo de tratamento. Um método objetivo de avaliação dos resultados da implementação de sistemas de informação é a avaliação por peritos da qualidade dos cuidados médicos utilizando o programa informático "Expert" (Voronezh). De acordo com os resultados da avaliação dos peritos, as deficiências mais comuns no trabalho da clínica dentária são: baixa qualidade do preenchimento dos documentos médicos, inconsistência dos diagnósticos da CID-10, conformidade insuficiente dos serviços de diagnóstico e tratamento com as normas regionais [76].

A implementação do sistema de referência de informação "LIES-Standard" e dos programas de avaliação da qualidade dos cuidados médicos "Expert" como componente do complexo de software de informação assegura um aumento significativo da qualidade da prática médica quando avaliada por todos os indicadores formalizados: a qualidade dos documentos médicos aumentou 2,3-2,6 vezes; a justificação atempada dos diagnósticos clínicos - 21,41,7%; a qualidade do tratamento aumentou 1,40,7% [76,90,107,109,121].

Os modernos materiais de obturação compostos permitem a restauração simultânea dos parâmetros funcionais e estéticos do dente diretamente na cavidade oral (37,48,59,74,106). Após a restauração, a cor dos dentes muda, pode aparecer um tom amarelado no limite entre a obturação e o "tecido dentário", a adaptação marginal é prejudicada [6,7,39,62,75].

Estudos sobre a qualidade das restaurações com uma duração de 3 a 10 anos mostraram que até 9% necessitam de substituição e aproximadamente 30% necessitam de correção de cor e polimento [75,96,102,107].

A condição dos dentes restaurados no acompanhamento a longo prazo depende do material utilizado e da "idade" da restauração [7,74,107] e, em maior medida, da competência do médico e da qualidade do material compósito e da adesão do paciente às recomendações [62].

De acordo com os pacientes, os principais critérios para a qualidade dos serviços dentários que utilizam o método de restauração estética direta são: as competências do médico, a estética, a restauração da função mastigatória, a vida útil da restauração especificada é de 6-8 anos [2,115].

A evolução do sistema de saúde e o desenvolvimento do sector dos serviços médicos pagos determinam a urgência do problema da melhoria da qualidade dos cuidados dentários. Este facto, por sua vez, determina a necessidade de justificação científica e de utilização de métodos de tratamento.

Não existem mecanismos que garantam informações completas e fiáveis sobre a qualidade do tratamento em todas as fases do processo de tratamento e diagnóstico, o que reduz a qualidade do tratamento e impede decisões de diagnóstico atempadas e eficazes [75,90 ,93,98,111].

O rápido desenvolvimento das tecnologias em medicina dentária, infelizmente, não conduz a uma diminuição das doenças dentárias [4]. É de salientar que o risco de complicações tem vindo a aumentar nos últimos anos [17,21,32].

A organização das actividades de controlo da qualidade dos tratamentos baseia-se, regra geral, no estudo de documentos contabilísticos e de relatórios e na história clínica [6,33,39,41,66,70]. É necessária uma avaliação médica exaustiva da qualidade dos cuidados médicos para melhorar o tratamento e o sistema de saúde.

CAPÍTULO 2. MATERIAIS E MÉTODOS DE INVESTIGAÇÃO

2.1. Caraterísticas dos grupos de estudo.

Este estudo foi efectuado em 50 doentes.

O exame dentário foi efectuado no Departamento de Dentisteria Terapêutica do Hospital TDSI e na Clínica Dentária Stom-S. A cavidade oral foi examinada com instrumentos dentários.

Antes de iniciar o tratamento, todos os doentes foram submetidos a um exame clínico completo, foi feita uma anamnese, foi determinada a duração da doença, as doenças infecciosas e crónicas anteriores, a origem social e a presença de outras causas comuns.

Os tecidos duros dos dentes, a condição da mucosa oral, a posição da mordida, a secreção de saliva e a condição da língua foram tidos em conta no estudo da condição dentária.

Ao examinar a condição dos tecidos dentários duros, foi dada atenção ao número de dentes cariados, à localização dos espaços cariados removidos devido a complicações de cárie.

O diagnóstico clínico é estabelecido com base nas queixas anamnésicas do doente, nas manifestações clínicas e numa série de estudos clínicos e laboratoriais efectuados antes e depois da terapia.

Foram criados 2 grupos:

No Grupo 1 (25), as cáries foram tratadas com o método tradicional (obturação).

Grupo 2 (25.) cáries - foi efectuada uma terapia de recuperação com pastas dentífricas preventivas e terapêuticas do complexo R.O.C.S (Remineralizing Oral Care Systems). (grupo principal).

Na nossa investigação, utilizámos os seguintes métodos:

Determinação do índice de IG (de acordo com Green Vermilion e Fedorov-Volodkina).

Determinação da resistência do esmalte

Métodos de investigação bioquímica

Exame radiográfico

2.2. Determinação do índice de IG (de acordo com Green Vermilion e Fedorov-Volodkina)

O critério mais simples para avaliar a higiene oral é o cálculo da superfície do dente coberta de placa bacteriana (determinada com azul de metileno), expresso em I.G. Green e I.R. Vermilion (1964). Green e Vermilion propuseram um índice simplificado de higiene oral. As seguintes superfícies dos dentes são examinadas para deteção: superfícies vestibulares e linguais dos 4 primeiros molares, superfícies vestibulares dos incisivos centrais superiores.

A placa bacteriana é detectada primeiro em todas as superfícies e depois o tártaro. O sistema seguinte é utilizado para determinar a placa dentária:

0-Não foi detectada qualquer placa.

1-A placa cobre 1/3 da superfície do dente.

2-A placa cobre 2/3 da superfície do dente.

3 - A placa cobre mais de 2/3 da superfície do dente.

É avaliada de acordo com os seguintes critérios:

0-1.2 - boa higiene oral.

1,3-3,0 - higiene oral satisfatória.

3,0-6,0 - má higiene oral.

O nível de higiene oral foi determinado de acordo com o método de Fedorov Y.A. e V.V. Volodkin (1972), através da coloração dos dentes anteriores inferiores com solução de Lugol.

Calculado através da fórmula:

GI =Soma das pontuações da placa- / n (número de doentes examinados)

A avaliação da intensidade da placa bacteriana em cada dente é efectuada utilizando os seguintes códigos:

1 ponto - sem manchas;

2 pontos - pintar ¼ da superfície da coroa do dente;

3 pontos - pintar ½ da superfície do dente;

4 pontos - pintar ¾ da superfície da coroa do dente;

5 pontos - pintar toda a superfície do dente.

Valores a avaliar:

1,1-1,5 pontos - boa higiene oral

1,6 - 2,0 pontos - higiene oral satisfatória

2,1 - 2,5 pontos - a higiene oral é insatisfatória

2,6 - 3,4 pontos - má higiene oral

3,5 - 5,0 pontos - higiene oral muito má.

2.3. Determinação da resistência do esmalte dentário

V.R Okushenko e L.I. O TER proposto por Kosareva (Determinação da resistência do esmalte dentário) permite identificar indivíduos com baixa resistência do esmalte dentário à cárie durante os exames preventivos em massa, tem um elevado valor prognóstico e é utilizado para o diagnóstico pré-natológico da cárie na formação de grupos de diagnóstico.

A resistência às cáries deve ser avaliada pelo estado do esmalte dentário, a sua dureza e resistência aos ácidos. Os métodos para determinar a composição química da camada superficial do esmalte e a sua microdureza são utilizados principalmente na prática da investigação.

A resistência do esmalte à cárie varia em função de muitas condições, principalmente do estado funcional da polpa e da sua capacidade de responder adequadamente aos factores desmineralizantes. Para determinar a resistência do esmalte, é utilizado o teste TER, que se baseia na propriedade do violeta cristalino de apresentar uma cor amarela num ambiente ácido e uma cor púrpura num ambiente neutro. Os discos de papel filtrado são impregnados com esta solução, bem como com uma solução de ácido clorídrico: Depois de serem aplicados nos dentes, como resultado da dimerização do esmalte com ácido, o pH muda para neutro e a cor do cristal muda de amarelo para púrpura. O tempo necessário para mudar a cor é medido em segundos.

Com base na intensidade da cor da área de separação, determinámos condicionalmente 4 níveis de resistência dos dentes à cárie:

O nível 1 consiste em doentes com uma intensidade de cor de 10% a 20% da escala de cor azul e estão incluídos no grupo 1.

20-40% da escala de cor azul do 2° nível está incluída no 2° grupo de resistência à cárie dos dentes.

O nível 3 corresponde a 40-50% da escala azul. O nível médio de resistência à cárie dos dentes está incluído no grupo 4.

O nível 4, 50% da escala de cor azul e acima, está incluído no grupo 4 e representa um nível muito baixo de resistência dos dentes à cárie.

A prevalência e a intensidade das cáries na população dependem de vários factores:

*Nível de organização da prevenção primária,

*Qualidade da alimentação (em particular, da cultura de consumo de hidratos de carbono),

* Caraterísticas ambientais dos habitats, nível social da população.

2.4. Método de determinação da concentração de cálcio e de fósforo no fluido oral.

O método de determinação do cálcio baseia-se na formação de um composto de ião cálcio com ácido etilenodiaminotetracético (trilon V), que foi utilizado numa quantidade resistente a meios fortemente alcalinos rN=12-13. Neste meio, o complexo de iões de magnésio decompõe-se e o magnésio é libertado sob a forma de hidróxido. A ausência de iões de cálcio livres durante a titulação com Trilon V é determinada pelo indicador murexido. Na presença de cálcio, a solução de murexido (cor púrpura) muda a sua cor para vermelho.

Diluiu-se 0,5-1,0 ml de fluido oral para 50 ml com água destilada, depois adicionou-se 1 ml de cloridrato de hidroxidamina a 1%, 2 ml de solução de hidróxido de sódio a 2%, várias gotas de murexido. Adicionaram-se cristais e titulou-se com uma solução de Trilon V a 0,005%. O limite inferior de cálcio no líquido da cavidade oral, determinado em 0,5 ml de saliva utilizada para análise, foi de 8,0 mg/l.

A determinação do fósforo baseia-se na reação de fluorofosfatos de amónio com molibdato em meio ácido. Neste caso, sob a influência de agentes redutores (ácido ascórbico e cloreto), o ácido heteropoli amarelo formado transforma-se num composto azul de coloração rápida. Para dissolver as proteínas, 0,1 ml de saliva foram tratados com 2,4 ml de solução de ácido tricloroacético a 7% e, em seguida, a solução foi centrifugada. Uma alíquota (0,1-2,0 ml) da centrifugação foi utilizada para análise. A intensidade da coloração foi medida utilizando um fotoelectrocolorímetro FEK-56. O cálculo foi efectuado de acordo com a tabela de calibração. O limite inferior de fósforo no fluido oral foi de 1,0 mg/l.

2.5. Radiografia

Juntamente com os dados clínicos, a radiografia é aceite como um método de diagnóstico de rotina para detetar cáries. Infelizmente, atualmente não existe um método muito sensível e preciso para a deteção precoce de cáries. Em primeiro lugar, é muito importante diagnosticar com exatidão as cáries não cavitadas, porque nesta fase, o desenvolvimento da doença pode ser facilmente interrompido e a estrutura do dente pode ser preservada não só com tratamento restaurador, mas também com o mínimo de invasão, utilizando métodos conservadores. Embora os investigadores estejam à procura de ferramentas com sensibilidade e especificidade suficientes para este fim, várias descobertas mostraram que nenhum destes novos métodos e dispositivos comuns consegue detetar cáries em todas as superfícies dentárias. No entanto, a radiografia continua a ser a abordagem mais comum.

Nos últimos anos, a precisão do diagnóstico dos sistemas de raios X digitais para a deteção de cáries foi comparada com a do sistema de película convencional.

Alguns estudos estimam que a qualidade de imagem das películas de raios X é comparável à dos sistemas que utilizam dispositivos de carga acoplada (CCD) e placas de fósforo de armazenamento . Outros estudos referem a superioridade dos sistemas com placas de fósforo de armazenamento em relação às radiografias convencionais e aos sistemas CCD.

Existem também estudos que demonstram a exatidão do diagnóstico das radiografias em película tradicionais em comparação com os sistemas digitais. No entanto, foram efectuados poucos estudos para identificar cáries interproximais não cavitadas.

Além disso, assume-se que a sensibilidade dos sistemas visuais é maior para o diagnóstico de cáries de cavitação.

A aquisição digital direta de radiografias intra-orais só se tornou possível na última década. Vários estudos demonstraram que, em teoria, a radiografia digital direta tem várias vantagens em comparação com a radiografia convencional. São necessários estudos clínicos laboratoriais e controlados para determinar se os novos sistemas de imagiologia digital alteram o diagnóstico, o tratamento e o prognóstico em comparação com os métodos convencionais. Até à data, a maioria dos estudos avaliou o seu desempenho de diagnóstico apenas em ambientes laboratoriais. Esta revisão centra-se nas provas de que dispomos quanto à eficácia de diagnóstico dos sistemas digitais para a deteção de cáries. Os sistemas digitais são comparados com o ®lm e são revistos os estudos que avaliam a utilização da análise automatizada de imagens para o diagnóstico de cáries, bem como a exatidão do diagnóstico do contraste e do realce dos bordos, o tamanho da imagem, a variação da dose de radiação e a compressão da imagem. Os sistemas de raios X intra-orais digitais são tão precisos como as fichas dentárias atualmente disponíveis para a deteção de cáries. A sensibilidade para a deteção de lesões oclusivas na dentina com uma fração de falsos positivos de 5 ± 10% é relativamente elevada (0,6 ± 0,8). A radiolucência na dentina é reconhecida como um bom indicador de desmineralização. As radiografias não têm qualquer valor para a deteção de lesões oclusivas primárias (do esmalte). As sensibilidades, especificidades, bem como os valores preditivos para a deteção de presumíveis lesões dentinárias são razoáveis, mas muito fracos para as lesões relacionadas com o esmalte. Existe muito pouca informação documentada sobre a utilização de sistemas digitais na clínica. Não se sabe se a dose é efetivamente reduzida com o sistema de armazenamento de fósforo, ou se o tamanho do colimador é ajustado ao tamanho do sensor nos sistemas baseados em CCD. Não há provas de que o número de readmissões tenha diminuído. Não se sabe quantas imagens são necessárias com os diferentes sistemas CCD em comparação com o bitewing convencional, nem qual a estabilidade destes sistemas na utilização clínica diária, nem se a infeção cruzada pode ser devidamente controlada durante a digitalização das placas de fósforo armazenadas. e sensores e cabos. Existem poucas provas de que as ferramentas de melhoramento tenham sido utilizadas na interpretação das imagens e não alteraram a prática ou as decisões de tratamento. As implicações económicas para o doente, o dentista e a sociedade merecem ser investigadas.

Vantagens da radiografia digital direta

Na última década, tornou-se possível tirar radiografias intra-orais diretamente em formato digital. No passado, a radiografia digital só podia ser obtida indiretamente através da digitalização da radiografia ®lm utilizando uma câmara de vídeo ou um scanner. Atualmente, existem dois conceitos fundamentalmente diferentes para a obtenção direta de imagens digitais: Sistemas baseados em CCD (dispositivo de carga acoplada) e sistemas de fósforo de armazenamento (SP). Nos sistemas CCD,

Faculdade de Medicina Dentária, Faculdade de Ciências da Saúde, Universidade de Aarhus, Vennelyst Obtido em 17 de outubro de 1997; Recebido em 20 de outubro de 1997, o cabo liga o sensor ao computador e, após a exposição do sensor, a imagem é apresentada no monitor do computador quase imediatamente. Neste último sistema, a placa de imagem é exposta a raios X e forma-se uma imagem latente. A informação na placa é removida sob a influência de um scanner a laser. Ambos os métodos são referidos no presente documento como imagiologia digital direta (®lmless). Diversos estudos demonstraram que a radiografia digital direta apresenta uma série de vantagens em relação à radiografia tradicional com ®lm:

1. Uma imagem digital é uma imagem dinâmica, ou seja, o seu contraste e densidade podem alterar-se de acordo com uma função de diagnóstico não relacionada com o lm. Este facto deverá reduzir o número de readmissões.

2. Os receptores digitais diretos (pelo menos a placa de fósforo6,7) têm uma gama dinâmica (largura) mais ampla do que o ®lm. Em princípio, este facto deveria também reduzir o número de readmissões.

3. Evitar o tratamento húmido com soluções químicas. Isto deverá reduzir significativamente o número de readmissões e reduzir os problemas ambientais. Além disso, o custo do ®lm e dos produtos químicos desaparecerá.

4. Os sistemas digitais diretos requerem 5 a 50% da dose necessária para a radiografia convencional para produzir uma qualidade de imagem aceitável. Por conseguinte, as doses para a população resultantes do diagnóstico dentário deveriam, em princípio, ser significativamente reduzidas. Além disso, o tubo de raios X tem uma longa duração.

5. O tempo entre a exposição da imagem e o ecrã é significativamente reduzido.

6. O armazenamento e a comunicação de imagens são mais fáceis com a rede digital.

Na radiografia digital direta, o recetor, o ecrã e o armazenamento da imagem são entidades separadas: o detetor recebe os dados da imagem, o monitor do computador apresenta a imagem e o computador armazena a imagem em suportes magnéticos. Assim, cada um destes objectos pode ser optimizado separadamente. Os receptores de imagem são atualmente o componente mais perecível entre os vários sistemas existentes no mercado. Assim, o formato da imagem, a resolução espacial da imagem e a gama dinâmica do recetor são factores de diferenciação significativos. Várias revisões avaliaram a eficácia de vários parâmetros nos sistemas intra-orais digitais.4 ± 10 Todos os sistemas existentes apresentam a imagem num monitor de computador convencional e são vendidos com software de melhoramento de imagem, de modo a que a imagem possa ser optimizada para diferentes tarefas de diagnóstico. Esta revisão não irá detalhar as caraterísticas dos vários sistemas digitais diretos, mas irá centrar-se nas evidências que temos sobre o seu desempenho de diagnóstico e as suas possíveis vantagens no diagnóstico de cáries.

Avaliação de um novo método de diagnóstico

A introdução de um novo método de diagnóstico na prática clínica de rotina deve ser sempre precedida de uma avaliação exaustiva. São necessários estudos laboratoriais e clínicos controlados para determinar se os novos sistemas de imagiologia digital, dispendiosos e em constante evolução, alteram o diagnóstico, o tratamento e o prognóstico em comparação com os métodos convencionais. Se possível, um novo método de diagnóstico deve ser sempre testado em laboratório (in vitro) antes de ser utilizado na prática clínica. Numa experiência in vitro, é possível testar a precisão (validade), ou seja, a medida em que o método mede o que se pretende medir. Para verificar a exatidão, o resultado do método de diagnóstico deve ser avaliado em relação ao diagnóstico real. O diagnóstico efetivo (confirmação ou

O diagnóstico digital de cárie (método de referência) deve ser obtido por um método separado que inclua três critérios: (1) Deve ser determinado por um método específico; (2) Deve refletir a aparência patho-anatómica da doença; (3) Deve ser construído independentemente do método de diagnóstico que está a ser avaliado.

Ao avaliar a precisão do método radiográfico para o diagnóstico de cáries, a imagem em consideração reflecte o grau de desmineralização dos tecidos duros do dente como resultado da atividade dos micróbios. Para determinar a verdadeira extensão da desmineralização, é necessário cortar uma parte do dente que pode ser vista como uma área descolorida. Este é o único método de verificação que satisfaz plenamente o Critério 2 e possivelmente o Critério 1. Portanto, não é apropriado usar um método de validação por consenso com um chamado "perito", porque o "perito" é apenas outro observador, usando o mesmo método que o que está a ser avaliado. Também não é adequado utilizar outro método radiográfico porque não cumpre os critérios 1 e 2. Além disso, a utilização da aparência clínica da superfície dentária como método de validação é incorrecta. A radiografia tem sido amplamente aceite há muitos anos para avaliar a profundidade da cárie, uma vez que se sabe que a condição clínica deturpa a sua gravidade. Do mesmo modo, várias experiências laboratoriais demonstraram que a radiografia é mais exacta do que o exame clínico das lesões na dentina. Por conseguinte, o exame clínico nunca pode servir para confirmar o diagnóstico radiográfico, mas apenas pode ser utilizado para avaliar a precisão da radiografia na deteção de lesões cavitadas.

A estereomicroscopia, a microrradiografia, a radiografia de infravermelhos e o olho nu estão entre os vários métodos que têm sido estudados para determinar a verdadeira extensão da cárie em secções de solo.13 ± 17 Um estudo recente mostrou que, utilizando terceiros molares impactados, foi a estereomicroscopia o método mais fiável de confirmação, uma vez que nenhum dos dentes sonoros não irrompidos apresentou falsos positivos, enquanto que foram obtidos mais resultados positivos em dentes irrompidos.18 Os outros três métodos produziram mais falsos positivos. Portanto, a estereomicroscopia de dentes cortados é recomendada para confirmar a correção do diagnóstico de cárie em estudos.

Quando não é possível representar com exatidão o verdadeiro estado da doença, é desejável estudar a precisão (reprodutibilidade/reprodutibilidade/reprodutibilidade/variabilidade intra e intra-observador). Um método de diagnóstico é preciso se as medições efectuadas com ele forem consistentes. Assim, pode ser claro sem ser claro, mas não pode ser claro sem ser claro ao mesmo tempo. Pode ser utilizada uma variedade de medidas para avaliar a exatidão (por exemplo, estatística Kappa) e a precisão (por exemplo, sensibilidade, especificidade, valores preditivos de um teste). Embora a análise ROC tenha sido tradicionalmente realizada com base numa escala de confiança (probabilidade), foi demonstrado que a exatidão do diagnóstico de cáries não difere significativamente quando é utilizada uma escala discreta de profundidade da lesão. Por conseguinte, existem dados que podem justificar este tipo de análise com uma confirmação fiável. Há uma série de revisões abrangentes da metodologia de avaliação.

Precisão dos sistemas de imagiologia digital para o diagnóstico de cáries

Embora os sistemas de raios X digitais diretos tenham sido adquiridos por dentistas em geral, muito pouco foi publicado sobre a sua utilização clínica no mundo. Assim, a maioria dos estudos realizados até à data avaliaram o seu desempenho de diagnóstico em experiências laboratoriais. Este artigo revê a literatura disponível sobre o desempenho da radiografia digital para o diagnóstico de cáries. No entanto, não se centra nas tendências do diagnóstico radiográfico da cárie, nas diretrizes radiográficas ou nas estratégias de seleção do tratamento. Estas foram recentemente revistas noutro local.

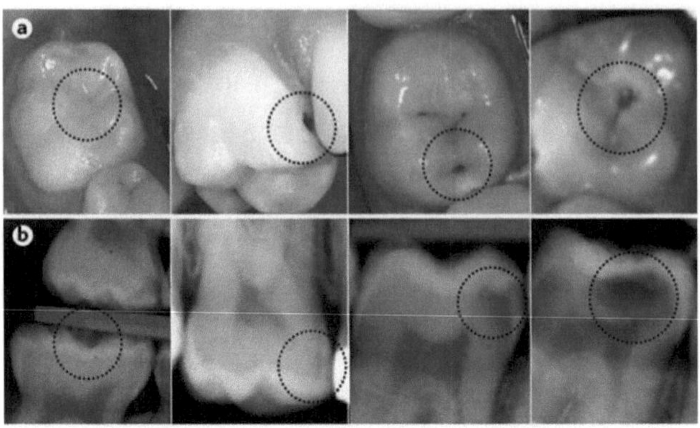

Figura. Deteção de cáries ocultas na imagem de raios X.

Os primeiros estudos sobre a precisão da imagem digital para o diagnóstico de cáries foram realizados utilizando radiografia digital indireta. Foi demonstrado que as imagens ®lm digitalizadas aumentam a sensibilidade em comparação com as radiografias xero- ou ®lm, mas isto é acompanhado por um aumento da taxa de diagnósticos falsos positivos. foram encontradas diferenças significativas. No entanto, as imagens deste sistema impressas em papel provaram ser menos exactas do que as de ®lm. Um outro relatório não encontrou diferenças significativas entre dois sistemas CCD e dois tipos de filme. Um estudo recente não conseguiu mostrar diferenças estatisticamente significativas entre os três sistemas CCD e SP na deteção de cáries oclusais e proximais. O desempenho dos sistemas digitais não diferiu dos ®lms avaliados pelos mesmos observadores usando os mesmos dentes. Um sistema CCD recentemente desenvolvido também demonstrou ser aproximadamente comparável ao ®lm para cáries. Em dentes decíduos, o sistema SP não funcionou de forma diferente do ®lm para detetar superfícies rugosas cavitadas. Para a deteção de cáries residuais sob preparações de túnel revestidas com ionómero de vidro, um relatório concluiu que os sistemas digitais funcionaram com uma precisão inferior à do ®lm para cáries iniciais. Todos estes estudos foram efectuados utilizando cáries de ocorrência natural. Um estudo recente descobriu que os "danos" criados mecanicamente têm uma probabilidade 1,4 vezes maior de serem detectados do que as lesões naturais. Por conseguinte, os dentes humanos com lesões naturais são preferíveis em estudos experimentais para evitar a sobrestimação.

A profundidade das lesões oclusais foi comparada com a histologia em radiografias digitais ® lm. Ao utilizar secções de dentes com a maior profundidade, foi encontrada uma forte correlação, sem evidência de subestimação da profundidade histológica determinada por decalques brancos radiográficos. zona ®ed. São necessários mais estudos para determinar a relação entre a profundidade radiográfica e clínica em lesões de cárie modernas.

Em conclusão, a radiografia intra-oral digital parece ser, em geral, tão precisa como os actuais ®lms dentários para a deteção de cáries. Do número relativamente grande de estudos in vitro, muito poucos descobriram o contrário. Com uma fração de falsos positivos de 5 ± 10%, a sensibilidade para a deteção de lesões oclusivas que se estendem à dentina é bastante elevada (0,6 ± 0,8). A radiolucência na dentina é reconhecida como um bom indicador de dentina desmineralizada. A radiografia não é importante para a deteção de lesões de oclusão primárias (esmalte). A sensibilidade, especificidade e valores preditivos dos métodos radiográficos para a deteção de presumíveis lesões dentinárias são razoáveis, mas são fracos para a deteção de lesões ligadas ao esmalte.

Precisão do realce do contraste

Sabe-se que a resolução espacial (lp/mm) na maioria dos sistemas digitais é inferior à dos sistemas dentários convencionais ® lm (ver 4,42,43 para revisão), mas é um preditor da aparência da cárie não é uma medida adequada para . Parece que o alto contraste é um requisito mais importante. A fim de fornecer uma base óptima para o diagnóstico de cáries, as radiografias devem ser bastante escuras e ter um bom contraste: radiografias demasiado brilhantes podem levar a um mau desempenho. Na radiografia de ® lm, um aumento na densidade só pode ser alcançado aumentando o nível de radiação sem reduzir a dose de contraste. Uma radiografia de ®lm com densidade inferior à óptima deve ser repetida. Uma grande parte destas repetições deve-se sobretudo a um processamento deficiente. Na imagem digital, não só não existe processamento húmido, como também existem oportunidades para aumentar a densidade e o contraste, pelo que o número de repetições deve ser reduzido.

Num estudo sobre os efeitos da melhoria do contraste de imagens digitais de radiografias de baixa densidade, a sensibilidade aumentou em cerca de 20% sem aumentar o número de resultados falsos positivos. As imagens digitais com contraste e baseadas em CCD tendem a ter um melhor desempenho. Em comparação com imagens sem contraste com os mesmos sistemas. Outros estudos desenvolveram algoritmos baseados em tarefas para refinar a área onde as cáries oclusais se podem desenvolver. Não se registou qualquer diferença entre estes algoritmos e as imagens digitais baseadas em CCD melhoradas e não melhoradas. Da mesma forma, com superfícies aproximadas, não houve diferença entre as radiografias não realçadas, equalizadas por histograma ou com numeração inversa e as radiografias convencionais. Outro estudo desenvolveu um algoritmo. aproximado para cáries; a precisão foi considerada mais elevada.

Efeito de melhoria das margens na nitidez

Para determinar o limite entre o tecido saudável e o tecido doente, a radiografia para o diagnóstico de cáries deve ser relativamente clara. Talvez seja por isso que a radiografia panorâmica rotativa se tenha revelado inferior à radiografia intra-oral. Foi demonstrado que a probabilidade de um diagnóstico falso positivo é maior do que o primeiro. Um estudo examinou a eficácia da aplicação de filtros de realce dos bordos a imagens digitais; essas imagens não eram mais nítidas do que as imagens digitais sem realce ou as radiografias tradicionais. No entanto, os observadores preferiram imagens melhoradas para detetar patologia periapical e estruturas anatómicas, mas não para detetar cáries em bitewings.

Em conclusão, verificou-se que os algoritmos de melhoria da verificação não têm um efeito significativo na exatidão do diagnóstico. Vários procedimentos de filtragem, tais como sistemas digitais diretos (por exemplo, gradiente, Laplaciano) e visualização pseudo 3-D, podem ser desnecessários.

Diagnóstico digital de cáries

A radiografia de Wenzel é ampliada ou reduzida para comparação com os dentes erupcionados. As imagens digitais ampliadas tiveram um desempenho pior do que as versões reduzidas na deteção de cáries do esmalte (perda de informação). Isto apoia a ideia de que a resolução pode não ser um fator importante no diagnóstico radiográfico de cáries.

Em conclusão, as imagens digitais podem ser reduzidas em tamanho em comparação com o seu formato original sem qualquer resolução, e o upscaling pode reduzi-lo.

Precisão da dose do recetor

Um estudo recente investigou o efeito da dose de radiação na deteção de cáries oclusais e proximais utilizando o SP.64. Concluiu-se que a dose pode ser reduzida para 6% da dose necessária para o E-speed ®lm, mas a exatidão não é reduzida. 3% parecia demasiado pequeno. Em conclusão, quando o SP é utilizado na radiação, a dose pode ser significativamente reduzida sem afetar a qualidade da imagem ou o diagnóstico de cáries.

Precisão da compressão de imagem

A compressão de imagens pode reduzir a necessidade de armazenamento sem perdas (reversível) ou com perdas (irreversível). O efeito da compressão de imagens com perdas (JPEG) foi examinado utilizando factores de compressão de imagem de 20%, 8%, 5% e 3% do original. Não houve correlação entre a precisão das superfícies ocluídas e a compressão da imagem e, para as superfícies aproximadas, a resolução diminui gradualmente quanto maior for a taxa de compressão. A diferença entre estas últimas e as imagens originais e as mais comprimidas foi de 14%. Também obtiveram uma pontuação muito baixa na escala de qualidade da imagem, enquanto todas as outras taxas de compressão obtiveram, em média, a mesma pontuação que o original.

Em conclusão, uma taxa de compressão de cerca de 1:12 pode ser justificada quando se utilizam imagens digitais para o diagnóstico de cáries. No entanto, a compressão é irreversível e os dados são perdidos. Este facto pode impedir a utilização posterior da imagem no diagnóstico assistido por computador, por exemplo.

Precisão do diagnóstico assistido por computador

Está bem estabelecido que existe uma variabilidade interobservador relativamente grande (ou seja, baixa precisão) na deteção de cáries dentárias em radiografias. O efeito dos dados pré-operatórios no desempenho também é descrito. Existe uma interpretação objetiva e automatizada de radiografias por computador que tem sido investigada como ferramenta de deteção e monitorização de cáries na última década. O primeiro sistema foi considerado mais sensível do que os observadores humanos, mas com uma especificidade relativamente baixa. A demonstração de que a cárie nem sempre se desenvolve, mas que por vezes é travada ou remineralizada, demonstrou claramente o seu potencial para monitorizar tais alterações.

Diagnóstico digital de cáries

Se for necessário fazer um diagnóstico mais objetivo das cáries, mas antes de mais, é necessário garantir que a sua precisão é superior à dos observadores treinados.

Os estudos clínicos que utilizam a radiografia digital direta para o diagnóstico de cáries não transferem diretamente os resultados obtidos em experiências laboratoriais para a situação clínica. Ao testar um método radiográfico de diagnóstico, a simulação da situação in vivo pode muitas vezes ser efectuada utilizando um modelo in vitro. Um estudo recente comparou os resultados laboratoriais e clínicos para o diagnóstico de cáries radiográficas nos mesmos dentes. A diferença na precisão do diagnóstico entre os dois casos não foi significativa.74 Portanto, o diagnóstico laboratorial pode corresponder ao que pode ser alcançado clinicamente. Não existe uma medida de precisão útil para estudos clínicos de deteção de cáries radiográficas. Tais estudos devem limitar-se à exatidão do diagnóstico e às consequências de excluir ou estabelecer o diagnóstico para o paciente, ou seja, o impacto na decisão de tratamento e no prognóstico, bem como o estudo de parâmetros que não têm valor de diagnóstico. Atualmente, existe muito pouca informação proveniente de estudos clínicos. Um estudo comparou próteses tradicionais e digitalizadas ® lms e descobriu que estas registaram uma percentagem ligeiramente inferior de cáries. Um estudo recente mostrou que a precisão da deteção aproximada de cáries não era significativamente diferente entre a SP e o ®lm. Não foram encontrados estudos que examinassem o impacto da imagem digital no desempenho clínico geral, no conforto do doente ou nos resultados económicos.

Em conclusão, a radiografia intra-oral digital direta é agora amplamente utilizada na prática clínica e há um aumento constante no número de clínicas dispostas a converter-se. No entanto, existe muito pouca informação documentada sobre a sua utilização. Não se sabe se a dose é reduzida por rotina com o sistema SP ou se o tamanho do colimador é ajustado ao tamanho nos sistemas baseados em CCD. Não há provas de que o número de readmissões tenha diminuído. Não se sabe quantas exposições são necessárias com diferentes sistemas CCD para cobrir a picada tradicional. Não se sabe até que ponto os sistemas são estáveis na utilização clínica diária ou se é possível manter uma higiene adequada com as placas SP de digitalização, os sensores CCD e os respectivos cabos. Existem poucas provas de que as ferramentas de melhoramento tenham sido utilizadas na interpretação das imagens, o que não alterou a prática clínica. Finalmente, é importante determinar quais são os benefícios económicos para o doente, o dentista e a sociedade.

Métodos de tratamento estatístico dos materiais

Os resultados do estudo foram tratados estatisticamente através dos testes de Student-Fisher. O tratamento estatístico de todos os dados numéricos foi efectuado através do cálculo do erro médio aritmético dos indicadores e dos grupos.

Com base nos valores calculados, a probabilidade de erro foi determinada utilizando uma tabela

Valores de Student-Fisher relativos aos controlos e graus de liberdade correspondentes.

CAPÍTULO 3. RESULTADOS DA INVESTIGAÇÃO

3.1. Resultados do tratamento dos doentes do grupo de controlo e dos grupos principais.

Para 2022-2023, examinámos 50 pacientes, 20 mulheres (40%) e 30 homens (60%). A investigação foi efectuada principalmente em pacientes com idades compreendidas entre os 20 e os 40 anos. Antes do tratamento, todos os pacientes receberam formação em higiene oral adequada durante duas semanas, incluindo o método padrão de limpeza dos dentes e a seleção correta de pastas dentífricas (contendo principalmente Ca, P) e escovas. De seguida, dependendo do método de tratamento, os pacientes foram divididos aleatoriamente em 2 grupos. O Grupo 1 incluiu 25 pessoas (50%) diagnosticadas com "manchas e cáries superficiais", que foram tratadas com o método tradicional de tratamento de cáries (obturação), ou seja, com materiais de obturação compostos fotopolimerizáveis modernos. Mulheres - 10 Homens - 15 O tratamento é efectuado de acordo com o seguinte esquema: remoção da placa dentária; preenchimento das cavidades de cárie; No grupo 2, existem 25 pessoas (50%) com o diagnóstico de "cárie de mancha", este grupo de doentes foi submetido a saneamento das cavidades: O tratamento foi o seguinte: remoção de placa bacteriana; Uso para terapia de remineralização com creme dental R.O.C.S duas vezes ao dia durante 3 meses. 3.2. Condição higiénica da cavidade oral dos pacientes Antes do tratamento, foi verificado o conhecimento dos pacientes sobre a higiene geral da cavidade oral. O estudo mostrou que apenas 65% das pessoas estão familiarizadas com as regras de higiene oral, 47% escovam os dentes regularmente e 35% fazem-no corretamente, 80% apenas escovam os dentes de manhã, 21% não escovam os dentes. O estado de higiene oral foi avaliado utilizando os métodos Green-Vermillion e Fedorov-Volodkina (Quadro 1). Ao analisar a dinâmica do índice de higiene de acordo com Fedorov-Volodkina, o número de pacientes com um bom índice no grupo principal é de 1,78, no grupo de controlo é de 33,3 (p

< 0,8). 12,3% e 26,7% com um índice satisfatório; insatisfatório com 6,8% e 20% (p < 0,05); mau 34,2% e 20% com IG muito mau - 28,9% e 0, respetivamente. Consequentemente, a não observância das regras de higiene oral por parte de pessoas saudáveis examinadas em 20% dos casos de hoje conduzirá a cáries no futuro pode vir De acordo com o IG Verde-Vermelho, este revelou-se semelhante ao método anterior, exceto no que diz respeito ao indicador IG 0-0,6, que não foi encontrado no grupo principal. É de salientar que, em comparação com estes dados utilizando o método de Fedorov-Volodkina, de acordo com os dados do Green-Vermilion, os parâmetros numéricos GI 1,7-2,5 e acima de 2,6 são significativamente mais elevados (P< 0,001), e foi 4 em doentes com uma condição satisfatória da cavidade oral. vezes menos (4,1% em comparação com 12,3%). Uma análise global dos resultados mostra uma baixa sensibilidade dos adolescentes doentes ao ensino de métodos de higiene oral, o que revela a ausência desta prevenção. Indicador de higiene de acordo com Feodorov-Volodkina antes do tratamento: 1 grupo (N=25) Abs (%) ; M+m 2º grupo (N=25) Abs (%) ; M+m Indicador higiénico de acordo com Green-Vermilon antes do tratamento:

1	0-0.6 good	10(40)	0.4+0.0	-	-
2	0,7-1,6 satisfactory	8(32)	1.07+0,03	16(64)	1.2+0.08
3	1.7-2.5 unsatisfactory	4(16)	1.98+0.03	6(24)	2.1+0.007
4	2.6-bad	3(12)	2.84+0.05	3(12)	2.9+0.003

Indicadores do índice de higiene após o tratamento: Antes do tratamento (50) Depois do tratamento (1 grupo 25) Depois do tratamento (2 grupo 25)

Indicador higiénico de acordo com Feodorov - Volodkina

1	1.1-1.5 good	10(20)	1.04+0.1	8(32)	1.05+0.06	10(20)	1.16+0.05
2	1.6-2,0 satisfactory	10(20)	1.8+0.07	9(18)	1.78+0.04	10(20)	1.89+0.04
3	2.1-2.5 unsatisfactory	6(12)	2.25+0.08	5(10)	2.4+0.06	3(6)	2.4+0.06
4	2.6-3.4 bad	13(26)	3.0+0.04	3(6)	2.9+0.05	2(4)	3.19+0.14
5	3,5-5.0 worst	11(22)	4.19+0.06	-	-	-	-

Índice higiénico de acordo com Green-Vermilon

1	0 – 0.6 good	-	-	-	-	-	-
2	0.7-1.6 satisfactory	8(16)	1.2+0.09	4(16)	1.20+0.04	9(36)	1.4+0.05
3	1.7-2.5 unsatisfactory	22(44)	2.2+0.007	10(40)	2.26+0.03	13(52)	2.1+0.008
4	2.6-... bad	20(40)	2.9+0.005	11(44)	3.0+0.1	3(12)	2.7+0.1

Durante o período de tratamento, na maioria dos pacientes do grupo 1, após 6 meses, a obturação aumentou e observou-se o desenvolvimento de cáries secundárias. Independentemente dos defeitos clínicos, distinguiu-se pelo desaparecimento do cheiro desagradável da boca e pela sensação de limpeza na boca. Assim, o índice de IG de acordo com o método de Fedorov-Volodkina e Green-Vermilon não apresenta diferenças significativas nos dois grupos principais, porque não estão diretamente relacionados com os métodos de terapia, mas apenas com o colutório das crianças para prevenir e evitar a doença. reflecte a sensibilidade à formação do espaço e à canalização adequada. A Tabela 3 mostra os dados do IG antes e depois do tratamento. A boa IG para F-V no grupo 1 é inferior à do grupo 2: 40,8% versus 33,3%. Estes dados são mais elevados do que os dados antes do tratamento - 17,8%. Com um IG mau, observa-se uma diferença significativa no intervalo de 2,6 - 3,4, em que o valor é de 1 g. 29,2% e 18,4% em 2gr, o que é significativamente inferior aos valores pré-tratamento de 34,2% ($p < 0,05$). Não houve nenhum paciente com higiene oral muito pobre após o tratamento, embora antes do tratamento fosse 28,9% do número total de pacientes. Uma dinâmica semelhante é observada em pacientes cujos estudos de IG foram efectuados utilizando o método Green-Vermilion. Assim, é evidente que não foi encontrada uma boa IG antes ou depois do tratamento em ambos os grupos de estudo, o que indica uma falta de disciplina nas competências de cuidados orais. Ao mesmo tempo, o mesmo quadro foi observado no grupo de controlo, onde foi de apenas 6,7% dos pacientes. Comparando a condição satisfatória da cavidade, nota-se uma melhora nos dois grupos principais em relação aos grupos anteriores ao tratamento. O que aconteceu foi 29,2% no grupo 1, 30,6% no grupo 2 ($p<0,05$) contra 4,1% antes do tratamento. Uma melhoria muito significativa é observada nos doentes com má higiene. Foi de 4,1%, 2% e 53,4%, respetivamente. Analisando os resultados obtidos sobre o nível de higiene oral, que é o principal fator etiológico da cárie dentária na adolescência, conseguimos maximizar o nível de higiene no decurso do tratamento, e os cuidados orais que aprendemos as competências corretas em , mas não conseguimos melhores resultados. alcançados. Mas estes indicadores são muito superiores aos do grupo de controlo. Assim, é de notar que, seis meses após o fim do tratamento, a eficácia clara do medicamento R.O.C.S é preservada em contraste com a terapia convencional para todos os indicadores de índice. 3.4. Propriedades físico-químicas do fluido oral nas bermudas Um grande número de estudos prova de forma fiável que o estado dos órgãos e tecidos da cavidade oral depende da composição e das propriedades do fluido oral. Tendo em conta a elevada taxa e prevalência de cáries, foram estudados os seguintes parâmetros da cavidade oral: índice de hidrogénio, flúor, fósforo e teor de cálcio na saliva (Tabela 4.4.1).

Caraterísticas físico-químicas da mistura de saliva do paciente do ponto de vista do género

Group	Main=20)		Control (n=138)	
indicator	Men (n=11)	Women (n=9)	Men(n=11)	Women (n=9)
Calcium (Ca)mmol/l	1,86±0,171	1,89±0,2	1,2±0,076	1,53±0,16
fluorine (F)mmol/l	0,031±0,00 18	0,0313 ±0,002	0,019±0,00014	0,11±0,05
Phosfor (P)mmol/l	2,84±0,136	3,04±0,22	1,83±0,058	2,09±0,12
pH	6,37±0,2	6,67±0,16	6,22±0,07	7,07±0,43

O indicador de hidrogénio é o principal controlador natural da homeostase dos componentes minerais do esmalte: quanto mais baixo for, mais rápido é o processo de desmineralização. Não encontrámos diferenças na concentração de iões de hidrogénio no fluido oral entre homens e mulheres nos grupos principal e de controlo ($P>0,05$). Na nossa opinião, consideramos adequado efetuar uma análise de género deste indicador e utilizar as marcas médias para as crianças de ambos os sexos em cada grupo. A capacidade de mineralização da saliva depende significativamente do seu conteúdo de fósforo, sais de cálcio, bem como iões de flúor. Não foram encontradas diferenças entre os sexos na quantidade de fósforo inorgânico no fluido oral das crianças dos grupos preventivo e de controlo: 1,2 + 0,076, 1,53 + 0,16 mmol/l e 1,86 + 0,171, 1,89 + respetivamente. 0,2 mmol/l (r>0,05). O estudo da quantidade de cálcio no fluido da cavidade oral das crianças dos grupos preventivo e de controlo também não revelou diferenças entre os sexos. A quantidade de cálcio no fluido oral foi de 1,2+0,076 e 1,86+0,171 mmol/l nos homens, 1,53+0,16 e 1,89+0,2 mmol/l nas mulheres (p>0,05). Assim, não foram detectadas diferenças (P>0,05) na concentração de iões hidrogénio, fósforo, sais de cálcio, e iões flúor no fluido da cavidade oral entre homens e mulheres dos grupos principal e de controlo (P>0,05). consideramos adequado utilizar as marcas médias para as crianças de ambos os sexos em cada grupo. Assim, pode ser visto a partir dos testes laboratoriais acima que os parâmetros de pH estão relacionados com o cálcio total e o fósforo. O cálcio total está relacionado com o fósforo total e o pH. Isto indica que o cálcio total e o fósforo na saliva estão intimamente relacionados entre si em condições normais da cavidade oral. A correlação entre o índice de higiene e o cálcio total indica a relação entre o estado de higiene oral e a quantidade de cálcio no fluido oral. Para além disso, o tamanho das manchas de cárie está correlacionado com indicadores laboratoriais como o fósforo, o cálcio total e o pH da saliva. A partir dos resultados da nossa investigação, verificou-se que o R.O.C.S. em pacientes que utilizam pastas preventivas, há uma melhoria no estado de higiene da cavidade oral e uma diminuição da taxa de cárie dentária, bem como alterações na qualidade da composição do fluido da cavidade oral. O indicador da atividade dos iões de hidrogénio desempenha um papel importante na gestão da homeostase do fluido oral e dos componentes minerais do esmalte. Verificou-se que, antes de iniciar as medidas preventivas, a concentração de iões de hidrogénio no fluido oral do grupo principal de pacientes era de 6,21 + 0,045, ou seja, o pH do fluido oral estava no lado ácido. deslocado (Tabela 5.3). 2 meses após o início da utilização das pastas preventivas, a concentração de iões de hidrogénio alterou-se significativamente e atingiu 7,11 + 0,032 ($p < 0,001$), após um ano, a concentração de iões de hidrogénio foi de 7,07 + 0,029 e o pH aproximou-se do neutro ($p < 0,001$). A análise da concentração de iões de hidrogénio no grupo profilático revelou um aumento fiável da concentração de iões de hidrogénio. No final do ano, o pH era de 7,07±0,029 no grupo principal e de 6,89±0,021 no grupo de controlo (p{0}0,01), o fósforo era de 2,14+0,052 mmol/l (r>0,001) e o flúor era de 0,12+0,009 mmol/l ($p<0,001$). Um ano após o início da profilaxia, a concentração de cálcio de 1,46+0,057 mmol/l ($p<0,01$), a de fósforo de 2,27+0,047 mmol/l ($p<0,001$) e a de flúor de 0,113+0,0046 mmol/l ($p<0,001$). Após 12 meses de toma das pastas preventivas R.O.C.S., a quantidade de cálcio, fósforo e flúor no fluido da cavidade oral atingiu um nível significativamente mais elevado em comparação com os pares do grupo de comparação. É possível que a estabilização do nível de acidez do fluido da cavidade oral permita aumentar o nível de saturação deste fluido com microelementos e melhorar o seu potencial de mineralização.

Conclusões

1. As pastas de dentes R.O.C.S têm um efeito terapêutico claro, que consiste na melhoria clínica do estado dos tecidos duros do dente, na melhoria geral do estado da cavidade oral.

As pastas 2.R.O.C.S aumentam significativamente a modulação local melhora significativamente a imunidade e a microflora da cavidade oral

3. Apesar da eficácia clínica do método tradicional, este método é um método invasivo dos tecidos duros do dente.

4. As pastas R.O.C.S para cáries pontuais restauram o processo de desmineralização e prolongam o período de remissão.

BIBLIOGRAFIA:

1. Agafonova G.V., Pozhitok E.S. Sistematização de erros e complicações na implementação da restauração estética direta com base em observações clínicas e revisão da literatura // Estomatologia. - 2009. - No. 3. - C.40.

2. Agafonova G.V., Gazhva S.I. Determinação dos períodos de garantia e critérios de qualidade para a restauração estética direta // Clinical dentistry. - 2009.- N°3.54B

3. Agafonova G.V. Avaliação clínica especializada da qualidade das restaurações estéticas diretas: Resumo da dissertação. dis. ... Candidato de Ciências Médicas. - Nizhny Novgorod, 2010. - 21 p.

4. Akmalova G.M. Base experimental e clínica para a escolha de materiais de enchimento no tratamento de cáries complicadas e não complicadas: Resumo da dissertação. dis. ... Candidato de Ciências Médicas. - Ekaterinburg, /2006. - 16 b.

5. Akmalova G.M., Ron G.I. Avaliação clínica de obturações feitas de materiais compósitos fotopolimerizáveis em pacientes previamente tratados com cáries e suas complicações // Dentsply News. - 2006. - N°12.-C. 18-19.

6. Alimsky A.V., Lemberg I.A. Indicadores da prevalência de cáries nos dentes dos residentes locais de Ramenskoye (resultados da investigação de marketing) // Stomatology 2006: Mater. VIII fórum científico anual. - M., 2006. - B.28-32.

7. Alimsky A.V. Quem está interessado no colapso do serviço dentário estatal // Dentista. - 2008. - N°4.-C.62-64.

8. Alimsky A.V. Formas de sair da crise na medicina dentária local // Dentistry 2008: Mater. fórum científico anual X.; Tecnologias modernas em odontologia: Mater. conferência científico-prática - M., 2008. pp. 28-31.

9. Alyamovsky V.V., Reshetneva I.T., Baginsky A.L. Caraterísticas comparativas da placa dentária inicial numa experiência in vitro na superfície de diferentes tipos de materiais de restauração // Mater. IV conferência internacional de cirurgiões maxilofaciais e dentistas. - São Petersburgo, 2009. - P.22-23.

10. Andrushkevich N.V., Kovalevskaya A.V. Level of dental health and diretions of reorganization of dental care for residents of Mogilek region // Proceedings of the 5th congress of dentists Belarus. Brest, 2004.8-9

11. Aperyan M.S. Abordagens médicas e organizacionais para avaliar a demanda e o consumo de serviços odontológicos pela população no âmbito municipal: resumo de dissertação. dis. ... Candidato ao curso de Ciências Médicas. - M., 2006. - 23 p.

12. Artamonova V.G. Organização da assistência médica à população: guia pedagógico e metodológico para estudantes da Faculdade de Medicina Dentária. - Kemerovo: KSMA, 2010. - P.25-26.

13.Akhatov A. Noções básicas de marketing de estudos epidemiológicos Gestão do aspeto dentário da saúde pública: Resumo do autor. . ... Candidato de Ciências Médicas. - Dushanbe, 2005. - 21 p. 14. Akhmedova E.A. A estrutura das complicações após o tratamento de cáries, pulpite, periodontite e seu tempo de ocorrência: Sinopse da dissertação. dis. ... Candidato de Ciências Médicas. Stavropol, 2011. - 21 p.

15. Ashuev J.A. The state of teeth in the population of the Far North and South regions of Russia // Stomatology today and tomorrow: Coleção de trabalhos científicos. M., 2003. - B.117-120.

16. Ashuev J.A. Avaliação clínica e epidemiológica comparativa da patologia do sistema dentário nas condições da região do Extremo Norte e do Sul (República do Daguestão): Resumo da dissertação. dis. ... Candidato de Ciências Médicas - M., 2003. - 23 p.

17. Bainsky A.L., Afanasyeva L.S. Effect of environment and hypnosis on aesthetic tooth restoration // Current problems of medicine and new technologies. - Krasnoyarek, 2007. - P.150-152.

18. Baginsky A.L. Metodologia de avaliação de ferramentas de higiene ambiental e oral para restauração estética dos dentes // Coleção de trabalhos científicos. 9ª conferência científico-prática com participação internacional dedicada ao 20º aniversário da medicina dentária. Faculdade. - Barnaul, 2010. - pp. 17-19.

19. Baginsky A.L. The effect of hygiene products on the composite restoration of hard dental tissues: Resumo, dissertação, ... candidato de ciências médicas. - Krasnoyarek, 2012. - 21 p.

20. Bondarenko N.N. A auditoria da qualidade como uma necessidade objetiva no contexto da reforma dos serviços dentários // Stomatolog. - 2006. - No. 3. - B.3-7.

21. Bondarenko N.N. Erro médico // dentista. -2006 ano. - No. 3.-S.16-19.

22. Bondarenko N.N. Analysis of existing standards of medical care in dentistry // Nizhny Novgorod Medical Journal. 2006. No. 5. - B.23-26.

23. Bondarenko N.N. History of the development of the quality assurance system in health care // Nizhny Novgorod Medical Journal. - 2006. Páginas 114-118.

24. Bondarenko N.N. Mechanism of objective assessment in the quality management system of dental services: abstract, dissertation. ... Doutor em Ciências Médicas. - Moscovo, 2007. - 42 p.

25. Bulakov R.T. Clinical, organizational and economic foundations of improving dental care for rural residents of the Republic of Bashkortostan: abstract, death. ... Doutor em Ciências Médicas. - Moscovo, 2011.- 42 p.

26. Butova V.G., Kovalsky V.... Inspeção da qualidade dos cuidados dentários: um guia prático, - Moscovo, 2003. - 192 p.

27. Vutova V.G., Ananyeva N.G., Kovalsky N., Kuzmicheva G.I. Marketing na prática de organizações dentárias: um guia prático. - M.: Medical book, 2005.-146 p.

28. Butova V.G., Kaplan M.Z., Malsagov A.M., Kirilina M.R. Factores que afectam a duração das garantias para serviços dentários // Segurança da vida e cuidados de saúde: material. Interinstitucional. conferência científica, dedicada à memória do Herói Socialista. Académico da Academia de Ciências Médicas da URSS, professor F.G. Krotkova. - M., 2007.-B.7.

29. Butova V.G., Kaplan M.3., Kirilina M.R., Malsagov A.M. Condições e factores que afectam o período de validade das garantias para serviços dentários // Sistema de gestão da qualidade nos cuidados de saúde: Materiais Vseros. conferência científica - prática. - Kurgan, 2007. - B.2.

30. Butova V.G., Kaplan M.3., Malsagov A.M.-B. Normas de preços para serviços dentários prestados no âmbito do programa de seguro de saúde obrigatório para diferentes grupos etários e de género da população // Economia da saúde. - 2008. - Nº4.-P.22-26.

31. Butova V.G., Malsagov A.M.-B., Binnu S.I., Bychkov V.I., Baykov V.V. The role of standards in the prevention of conflict situations in dental practice // Dentistry for all. - 2009. - #3. B.40-43. 32. Wagner V.D., Semerneva N.V., Rogacheva E.A. Normative legal framework for accreditation and licensing of dental institutions // Economy and management in dentistry. - Moscovo, 2004. - Nº3 (14). C.16.

33. Wagner V.D., Nimaev B.I. Desenvolvimento de uma prática geral (familiar) em medicina dentária, uma base concetual para trabalho futuro // Instituto de Medicina Dentária. - São Petersburgo, 2005. - No. 4. - B.20-21.

34. Wagner V.D., Rogacheva E.A. Cuidados dentários seguros e de qualidade - Questões dentárias para o mercado dos serviços dentários. - 2005.-Nº2-C.35-37.

35. Wagner V.D., Khubayev S.S.-3. Necessidade de cuidados dentários dos residentes de Grozny // Instituto de Medicina Dentária. - 2009. - No. 1 (42) C.20.

36. Gadaev N.S., Olesova V.N., Bersanov R.U., Maksev A.A., Dovbnev V.N. Prevalência, intensidade e necessidade de tratamento de cáries nos principais grupos etários da população da República da Chechénia (no exemplo do distrito de Kurchaloevsky) // Dentistry. - 2009. - No. 4.B.12-13.

37. Gadzhiev S.S. Effect of root canal treatment on endodontic efficacy of teeth with chronic apical periodontitis: Resumo da dissertação. dis. ... Candidato de Ciências Médicas. - M., 2002. - 26 p.

38. Gajva S.I., Kucher V.A. Quality of medical documentation in endodontic treatment of caries complications / Nizhny Novgorod Medical Journal. - 2008. - N°2.- B.30.

39. Gajva S.I., Kucher V.A. Erros e complicações no tratamento endodôntico das complicações da cárie // Nizhny Novgorod Medical Journal. 2008. - No. 2. - P.31.

40. Garage N.N. Pulpitis: a teaching and methodological manual for teachers and students of the Faculty of Dentistry of the Stavropol State Medical Academy. - Stavropol, 1995. - 75 p.

41. Golub Yu.N. Experiência de utilização de um novo método de tratamento da periodontite // Questões actuais de medicina e cuidados de saúde: Mater. conferência científica do jubileu - Krasnodar, 2005. - P.129-132.

42. Gostev M.S., Makeev M.K., Suvorov K.A. Avaliação da condição higiénica da cavidade oral em pessoas que procuram cuidados ambulatórios // Problemas actuais da medicina dentária: Actas da conferência, dedicadas a. 85° aniversário de Platov e Lemetskaya. - Moscovo, 2011. - P. 192.

43. Grinin V.M., Lezgishvili A.E., Kuzmina E.V., Priev A.V. The main clinical and organizational indicators of the dentist's work are the therapeutic meeting / Dentistry for all. - 2005. - No. 2 (47). Páginas 46-48.
44.. Grinin V.M., Kurbanov O.R., Petrash D.A., Tumasyan G.S. Verificação da qualidade dos cuidados dentários em condições modernas // Economia e gestão em medicina dentária. - Moscovo, 2007. - Nº3 (23). B.84-86.
45. Dedova L.N., Kandrukevich O.V., Bondarerin E.A. Epidemiological features of periodontal disease and root surface caries in the 35-54-year-old population of the Republic of Belarus // 2012.
46. Jafarli A.F. Complicações patológicas em cáries múltiplas e sua prevenção: resumo. dis. ... Candidato de Ciências Médicas. - Moscovo, 2006. - 22 p.
47. Jafarli Anar Fuad Ogli. Complicações gnatológicas da restauração intra-oral de dentes multicárie e sua prevenção: resumo de dissertação. ... Candidato ao curso de Ciências Médicas. - M., 2006. - 20 p.
48. Komilov Kh.P., Bekjonova O.E., Mullajonova U.3. Comprehensive assessment of the quality of dental fillings for caries: methodological recommendations. - Tashkent, 2003. - 14 p.
49. Kaplan M.Z., Butova V.G., Malsagov A.M. Análise dos indicadores da situação financeira da organização dentária // Healthcare economy. - 2007. - Nº1.-C.32-35.
50. Karpishchenko A.I. Modern laboratory diagnostic methods. Tecnologias de laboratório médico. T.2. - São Petersburgo: Intermedica, 1999. 653 p.
51. Kiselnikva L.P., Sakharova E.B., Danilova I.L., Kalinskaya L.A. O efeito do uso de várias gomas na capacidade de tamponamento da saliva // Instituto de Odontologia. - 2000. - No. 1(6). - B.20-21.
52. Kovalsky V.L. Algoritmos e tecnologia de organização dos principais tipos de cuidados dentários: um guia prático. Moscovo, 2004. - 180 p.

53. Kurbanov S.D. Caraterísticas médico-organizacionais da prestação de cuidados dentários numa clínica multidisciplinar da cidade em condições modernas: Resumo da dissertação. ... Candidato de Ciências Médicas. - Moscovo, 2011. - 23 p.
54. Kurbova E.A. Aspectos clínicos, epidemiológicos e médico-higiénicos da propagação da placa dentária na população da República do Daguestão: um resumo da dissertação. ... Candidato de Ciências Médicas. - Moscovo, 2009. - 21 p.
55. Kucher V.A. Erros e métodos inconvenientes no tratamento endodôntico da cárie e formas de os eliminar: Resumo da dissertação. dis. ... candidato de ciências médicas Nizhny Novgorod, 2012. - 24 p.
56. Makeeva I.M., Mamedova N.A. Evaluation of the long-term results of filling teeth with silver amalgam // Basic science and practice: Mater. conf. Fórum médico russo. - Moscovo, 2006. - B.91-92.

CONTEÚDO

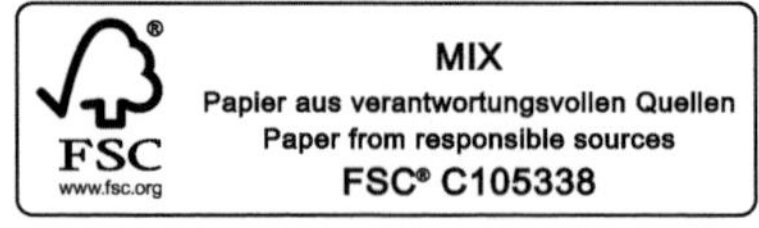

Printed by Books on Demand GmbH, Norderstedt / Germany